I0391562

www.ingramcontent.com/pod-product-compliance
Lightning Source LLC
Chambersburg PA
CBHW070431220526
45466CB00004B/1636
9781696905916